ESSAI
SUR LE POUVOIR
DE LA NATURE
ET
DE L'ART
POUR LA GUÉRISON DES MALADIES.

DISSERTATION
OU
ESSAI
SUR LE POUVOIR
DE LA NATURE
ET
DE L'ART
POUR LA GUÉRISON DES MALADIES,

Où l'on fait voir que, quoiqu'il soit vrai que c'est toujours la Nature qui guérit, il n'est pas moins certain que, pour qu'elle procure cet avantage, son action doit être souvent dirigée & toujours inspectée par le Médecin, & que la Médecine ne consiste que dans cet Art.

PAR M. M***. D. EN M.

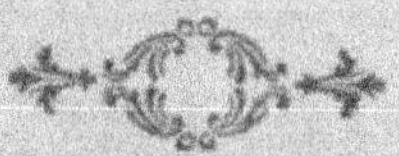

A LONDRES,

Et se trouve à PARIS,

Chez COUTURIER, Imprimeur-Libraire, Quai & près l'Eglise des Augustins.

ET chez MÉQUIGNON l'aîné, rue des Cordeliers.

M. DCC. LXXXVI.

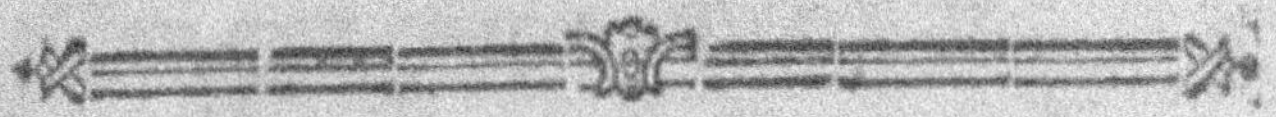

AVANT-PROPOS.

JAMAIS la Médecine n'a été autant attaquée que depuis un certain temps. Jamais on n'a vu autant de gens former une ſorte de conſpiration, pour perſuader au Public que l'art de guérir n'exiſte point encore, & que la Médecine n'a été juſqu'à préſent qu'un Art funeſte, une vaine charlatanerie imaginée pour le tromper, & pour s'enrichir à ſes dépens. Cette conſpiration ſemble même avoir pour chefs des hommes qui ne ſont dépourvus ni de talens ni de lumières, & quelques Médecins n'ont pas craint d'y entrer, en autoriſant de leur nom des Ouvrages deſtinés à la favoriſer. Ce n'eſt plus, comme autrefois, aux mauvais Médecins ſeulement qu'on en veut ; c'eſt à la Médecine, telle qu'elle exiſte dans les meilleurs Ouvrages, & dans la tête des Médecins les plus habiles.

Cet écrit fera voir que tous ceux qui décrient cette Science, ne la connoiſſent pas. En en donnant une idée exacte, en fixant avec clarté & préciſion ce que fait la nature, & ce que fait l'art pour la guériſon des maladies ; il démontrera d'une manière évidente, & l'exiſtence de cet art, & ſon utilité.

On n'eſt incrédule en Médecine, que comme on l'eſt en matière de Religion ; on n'attaque la Médecine, comme on n'attaque la Religion chrétienne, que parce que ne connoiſſant pas, ou connoiſſant mal leurs véritables principes, on leur attribue des abſurdités qu'elles déſavouent.

Ce ſont ces circonſtances qui engagent à publier ce petit Ouvrage, qui exiſte depuis aſſez long-temps, mais que des raiſons particulières n'ont pas permis de faire paroître plutôt.

Cette matière intéreſſante a déjà été traitée plus d'une fois ſous des formes différentes & ſous différens titres. Il eſt à préſumer que, ſi l'on n'avoit eu qu'à répéter ce qui a pu être dit juſqu'ici ſur cet objet, on auroit gardé le ſilence. Si des Médecins ou des Philoſophes trouvent des difficultés raiſonnables à oppoſer aux principes qu'on a adoptés, on les prie inſtamment de vouloir bien les rendre publiques ; on ſe flatte d'y ſatisfaire d'une manière ſi ſolide, qu'il n'en résultera qu'une plus grande évidence des vérités importantes qu'on s'est proposé d'établir.

ESSAI
SUR LE POUVOIR
DE LA NATURE
ET
DE L'ART,
POUR LA GUÉRISON DES MALADIES

AVANT d'entrer dans l'examen de cette matière aussi délicate qu'intéressante, je dois commencer par fixer ce que j'entends, & ce que la plupart des Médecins entendent par le mot de *Nature*, lorsqu'il est question des fonctions du corps humain de sa santé, de ses maladies.

Je pense avec presque tous les Médecins, tant anciens que modernes, que le corps de l'homme, ainſi que celui de tous les animaux, eſt une machine ; mais j'avoue que nous ſommes bien éloignés de connoître tout le méchaniſme de cette machine. Nous connoiſſons aſſez peu les pièces dont elle eſt compoſée, & bien moins encore les puiſſances qui opèrent leur action : ces pièces ſont des fluides & des ſolides qui agiſſent les uns ſur les autres. Ces fluides ont les qualités communes des fluides en général, comme les ſolides ont celles des corps ſolides ; mais outre ces qualités communes, on remarque dans les uns & dans les autres des qualités particulières, dont nous ſommes forcés de reconnoître, que nous n'avons que des notions très-imparfaites. Qu'eſt-ce que la ſenſibilité & l'irritabilité des ſolides, & d'où dépendent-elles ? Quelle eſt la nature & la compoſition de nos fluides, & comment mettent-ils en jeu cette ſenſibilité & cette irritabilité ? Pourquoi quelques-uns de nos liquides excitent-ils la ſenſibilité & l'irritabilité de certains organes, &

n'opèrent-ils pas le même effet sur d'autres? Tout cela nous est presque inconnu ; je pourrois faire cent questions relatives à l'organisation de notre machine, sur lesquelles nous n'avons pas plus de lumières.

Cependant presque tous les Médecins s'accordent à n'admettre dans les fonctions des animaux, soit en santé, soit en maladie, qu'un pur méchanisme (1). Le pouvoir même de notre ame sur notre corps, l'action si bien constatée de nos affections, de nos passions sur nos organes, & réciproquement l'action de notre corps sur notre ame, ne leur paroissent pas une

---

(1) Pour éviter toute équivoque, j'avertis ici que je fais abstraction de la distinction si connue entre action physique & action méchanique. Quoique cette distinction ne soit pas sans fondement, comme ces deux actions sont également soumises à des loix fixes, elle n'auroit pas lieu, si nous connoissions également toutes ces loix ; toute action physique est en soi une action méchanique, comme toute action méchanique est une action physique ; la différence qu'il y a, c'est que les loix de ce que nous appellons action physique nous sont moins connues que celles de ce que nous appellons action méchanique.

raiſon ſuffiſante pour y reconnoître autre choſe, parce que, quoique cette action réciproque ne ſoit pas méchanique, à proprement parler, ſes effets ſont ſoumis à des loix qui s'exécutent d'une manière auſſi ſûre que celles qui règlent l'action méchanique d'un corps ſur un autre, & que d'ailleurs elle eſt toujours eſſentiellement dépendante de la diſpoſition de nos organes; mais ils conviennent que ſi l'on n'apperçoit dans les opérations du corps humain qu'un pur méchaniſme, c'eſt un méchaniſme ſoumis à des loix particulières, qui la plupart nous ſont très-cachées, ſans pour cela être indépendant de celles qui ſont communes aux autres corps. Les faits le prouvent; mais ils prouvent auſſi que ces loix particulières modifient ſouvent les effets des loix générales & communes.

Si notre corps eſt une pure machine, dont toutes les actions ſont ſoumiſes à des loix méchaniques, il s'enſuit que, par le mot de *Nature*, on ne doit entendre autre chofe, lorfqu'on parle de lui, que le méchanifme qui régit fes opérations.

Examiner le pouvoir de la nature dans la guérifon des maladies, ce n'eft donc autre chofe qu'examiner fi le méchanifme qui régit les opérations du corps humain influe fur la guérifon de fes maladies, de quelle manière, & jufqu'à quel point il y influe.

Que le méchanifme qui gouverne notre machine influe fur la guérifon de nos maladies, ce ne peut être un problême pour des Médecins ; ils font tous les jours à portée de voir les guérifons s'opérer par des coctions, des fecrétions & des excrétions ; & il eft évident que ces fonctions font l'ouvrage du méchanifme qui gouverne notre corps. On peut même dire que c'eft le même méchanifme qui, dans la fanté, opère les coctions, les fecrétions, & les excrétions dont dépend fa confervation, & qui, dans les maladies, opère celles dont dépend leur guérifon. Ainfi rien n'eft plus vrai en ce fens que ce principe d'Hippocrate : *naturæ morborum medicatrices.* Il feroit donc inutile de s'étendre fur une queftion dont la folution ne fouffre aucune difficulté.

Il n'en eft pas de même de celle qui a pour objet la manière dont le méchanifme de notre corps opère les guérifons ; ce méchanifme a-t-il été difpofé par le Créateur de façon à produire *de lui-même*, dans nos maladies, & de la manière convenable pour leur guérifon, les coctions, les fecrétions, & les excrétions dont elle dépend, comme il a été difpofé à les produire *de lui-même* dans la fanté, & de la manière convenable pour fa confervation ? ou n'eft-il dans les maladies qu'un inftrument dont l'action a fouvent befoin d'être dirigée, & toujours d'être infpectée par l'Art.

Cette queftion mérite d'autant plus d'être difcutée, que quoiqu'elle foit très-intéreffante, elle femble avoir été très-peu approfondie jufqu'à préfent : à peine même a-t-elle été propofée dans des termes clairs & précis. On a obfervé que *la Nature*, ou le méchanisme de notre corps, étoit l'agent immédiat & essentiel des coctions & des crises, par le moyen desquelles s'opèrent les guérisons, & on en a conclu avec raison, que la nature guérissoit ; mais on a peu examiné de quelle manière elle opéroit ces coctions & ces crises.

Il semble pourtant que les mauvais effets de l'opération de la nature, abandonnée à elle-même dans les maladies, aussi fréquens pour le moins que les bons, étoient un motif bien suffisant pour se livrer à cette recherche ; car on a très-bien observé cette différence, & il étoit naturel de désirer d'en connoître les raisons. Tout ce que cette observation a produit, a été de jetter les Médecins dans des contradictions étonnantes, sans qu'ils paroissent s'en être apperçus : ils ont dit de l'opération de la nature, considérée dans le traitement des maladies particulières, autant de mal qu'ils en avoient dit de bien en la considérant d'une manière générale ; & les plus grands hommes semblent n'avoir pas été eux-mêmes à l'abri de ce reproche.

En effet, ont-ils parlé dans leurs théories générales du pouvoir de la nature pour la guérison des maladies ? Ils lui ont donné les plus grands éloges ; elle est le premier & le plus grand des Médecins, & leur maître commun. Leur gloire est de se rendre ses disciples, d'écouter ses leçons, de suivre ses conseils avec docilité ; leur honneur est de lui obéir en tout, comme des esclaves humbles & soumis : *honor Medici servitus.* Boerh.

Sont-ils entrés dans le détail du traitement des maladies particulières ? ce n'est plus cela, à peine s'en trouve-t-il quelqu'une où ils ne la voyent en défaut ; tantôt elle ne fait rien, ou elle fait trop peu ; souvent même elle fait tout le contraire de ce qu'il faudroit : de sorte que souvent, ou elle n'a pas d'action, ou son action est plus nuisible qu'avantageuse. Aussi reconnoissent-ils qu'elle a besoin d'être continuellement surveillée par l'Art, qui est obligé tantôt d'exciter ou d'animer son action, tantôt de la modérer ou de l'arrêter,

rêter, & ſouvent de diriger ſa marche, ou même de lui en faire prendre une tout opposée à celle qu'elle ſuivoit. Qu'on ouvre leurs ouvrages, qu'on y parcoure ſeulement les principales claſſes des maladies, on y verra preſque par-tout des preuves de ce que j'avance.

Eſt-il queſtion de maladies chroniques? ils s'accordent tous à dire que la nature n'y peut rien, ou preſque rien d'elle-même, & que par conſéquent il faut néceſſairement l'aider & la mettre en action.

S'agit-il de maladies aiguës? ſi c'eſt une fièvre violente, quoique ſimple, ils conſeillent des ſaignées, pour empêcher que l'action trop forte de la nature, en cauſant une circulation trop rapide, ne déprave les liqueurs, ne briſe les fibres délicates des petits vaiſſeaux, ou ne produiſe des engorgemens, des inflammations dans les parties les plus eſſentielles à la vie, telles que ſont le cerveau, le poumon, dont les vaiſſeaux foibles ſont plus ſuſceptibles de ces accidens.

Est-ce une fièvre inflammatoire? pour peu qu'elle soit considérable, & sur-tout si l'inflammation a son siège dans quelqu'un des principaux viscères, mêmes préceptes encore plus fortement recommandés, pour empêcher que l'action de la nature n'augmente l'inflammation, & ne la fasse tomber en suppuration, ou même en gangrène.

Est-ce une fièvre dépendante de la saburre des premières voies, d'une bile âcre, porracée, putride, croupissant dans l'estomac, dans le duodenum, dans la vessicule du fiel, qui en est comme la source & le réservoir? ils ne manquent pas de conseiller & des vomitifs & des purgatifs, dans la crainte que la nature, qui souvent ne sait pas s'en débarrasser d'elle-même, ou ne le fait qu'imparfaitement & trop tard, n'entraîne cette saburre, cette bile corrompue dans les vaisseaux sanguins & lymphatiques; d'où procèdent ensuite tant de désordres, des spasmes, des convulsions, des délires, l'épaississement ou la dissolution des liqueurs, l'inertie des solides, des stases, des engorgemens, enfin une corruption universelle; ou pour empêcher que cette matière, par sa seule présence dans les premières voies, ne produise d'une manière directe, dans ces parties mêmes, des irritations, des inflammations, & par sympathie, dans des parties éloignées, d'autres accidens souvent très-effrayans.

Si une matière putride, ou du moins disposée à la putridité, a déjà passé dans le sang, ou qu'elle s'y soit formée d'elle-même; instruits du peu de secours qu'on peut attendre de la nature dans ces cas, ils prescrivent & les toniques & les acides, pour ranimer l'action des solides, & embaumer en quelque sorte les liqueurs.

Si c'est une fièvre éruptive, & que des accidens donnent lieu de craindre qu'une partie du déletère ne soit poussée par la nature sur des organes importans, ou qu'une matière déjà cuite, en s'y rassemblant, ne forme à leurs fonctions un obstacle insurmontable; malheurs qui n'arrivent que trop ſouvent : ils ordonnent des épiſpaſtiques, des véſicatoires pour détourner l'humeur vers des parties où elle puiſſe ſe porter avec moins de danger, & pour lui procurer une iſſue.

Je n'oſe parler des avantages qui ſemblent réſulter de l'expoſition à l'air froid des malades attaqués de la petite vérole, ſoit naturelle, ſoit inoculée, pendant tout le cours de cette maladie, & lors même qu'elle eſt confluente, parce que cette pratique, par laquelle on paroît ſi fort contrarier l'opération de la nature, n'a pas encore l'approbation de tous les Médecins éclairés, quoique ſon utilité paroiſſe établie par des faits bien avérés (1).

Combien de cas où les Médecins ſe font un devoir de violer le fameux précepte, *quo natura vergit eo ducendum !* Ne le tranſgreſſent-ils pas lorſqu'ils ordonnent des ſaignées, des purgations révulſives,

(1) Voyez les Obſervations ſur les maladies épidémiques du Docteur James Sims.

lorſqu'ils employent les cautères, les ſetons, les véſicatoires, lorſqu'ils travaillent à arrêter une hémorrhagie, des ſueurs, des vomiſſemens, à modérer des dévoiemens, ou à les ſupprimer tout-à-fait ?

Que fait la nature, abandonnée à elle-même, pour la guériſon de la plupart des fièvres intermittentes ? Chaque accès ſemble avoir ſa coction & ſa criſe ; mais ces coctions & ces criſes ſont ſi imparfaites, ou ſi peu propres à en enlever, ou à en corriger la cauſe, qu'elles ſont ſuivies de rechutes continuelles qui ont ſouvent des ſuites funeſtes. Combien l'Art ne ſe montre-t-il pas ſupérieur à la nature dans ces maladies !

De quelle utilité eſt la fièvre lente qui conſume les malades pendant tout le cours de différentes pthyſies ? Au lieu de ſervir à la guériſon, l'action de la nature, dans ces maladies, tend-elle à autre choſe qu'à accélérer la perte des malades ?

La nature fait-elle autre choſe que du mal par les convulſions épileptiques, &

en général par tous les ébranlemens qu'éprouve notre machine dans les différentes affections du genre nerveux?

Combien dans les maladies aiguës ces ébranlemens, qui les accompagnent si souvent, n'aggravent-ils pas la maladie principale, au lieu de concourir à sa guérison? Ces mouvemens de la nature, au lieu d'être des moyens propres à détruire le mal, ne semblent-ils pas au contraire, dans bien des cas, faits pour écarter les secours de l'Art, en trompant le Médecin sur le siège de la maladie & sur sa véritable cause? Combien, par exemple, de ces accidens allarmans, qui sembleroient devoir toujours dépendre d'une affection du cerveau, ont leur cause dans les premières voies, & disparoissent, comme par enchantement, par l'effet d'un vomitif ou d'un purgatif approprié?

Que fait la nature pour remplacer un membre démis, pour chasser de la vessie une pierre d'un volume un peu considérable? Remarque-t-on dans ce dernier cas qu'elle faſſe autre choſe que des efforts auſſi douloureux & auſſi pernicieux qu'ils ſont vains & inutiles ?

Pourquoi ne chaſſe-t-elle pas l'humeur goutteuſe au dehors, au lieu de la dépoſer ſur les extrémités pour le tourment des malades, ou ſur les viſcères pour leur perte ?

Enfin que devient ſon énergie dans les aſphyxies, dans les apoplexies, dans les paralyſies ?

Ses plus grands défenſeurs ſont obligés de convenir de ſon impuiſſance, ou de ſes erreurs dans tous ces cas, lorſqu'elle eſt abandonnée à elle-même.

Je ferois un volume, ſi je voulois expoſer toutes les maladies & tous les cas de maladies, où, de l'aveu de ſes plus grands admirateurs, la nature, non-ſeulement ne fait pas ce qu'il conviendroit qu'elle fît pour leur guériſon, mais où elle fait même tout le contraire. Si l'on déſire de plus grands détails, on les trouvera dans des ouvrages qui ſemblent avoir été composés exprès pour célébrer le pouvoir de la nature dans la guérison des maladies, & qui ont été couronnés par des Académies célèbres.

Que les réflexions, que semblent devoir faire naître ces contradictions palpables, écartent donc les préjugés que l'autorité des grands hommes qui y sont tombés, pourroit élever contre moi, si j'adopte un sentiment qui paroisse différer du leur. Je les respecte, je les admire même autant que qui que ce soit; mais comme ils étoient hommes, ils ont pu embrasser une opinion erronée, ou du moins employer des expressions peu correctes. Au fond, ce dernier reproche est peut-être le seul qu'on puisse leur faire sur cet objet: leurs contradictions même semblent en être la preuve.

Je reviens donc au point dont je suis parti, c'est-à-dire, à examiner si la nature, ou le méchanisme de notre corps, a été disposé de manière à opérer *de lui-même* les coctions, les secrétions, les excrétions, dont la guérifon des maladies eft l'effet, comme il a été difpofé à opérer *de lui-même* celles dont dépend la confervation de la fanté; ou fi dans les maladies ce méchanifme n'eft qu'un inftrument dont l'action doit toujours être infpectée, & fouvent conduite & dirigée par l'Art : ce qui n'a pas lieu dans la fanté.

Ainfi, & je prie qu'on y faffe bien attention, la queftion n'eft pas de favoir fi les coctions & les crifes par lefquelles s'opèrent les guérifons font l'ouvrage de la nature, un effet du méchanifme de notre corps. Tout le monde en convient : mais il s'agit de favoir fi ce méchanifme a été difpofé, arrangé exprès & directement, pour opérer ces coctions & ces crifes dans le temps & de la manière convenable pour la guérifon, comme il a été arrangé exprès & directement pour opérer celles dont dépend la confervation de la fanté.

L'idée que Dieu, en formant notre corps, a mis en lui tout ce qu'il falloit pour fe conferver en bon état, & pour fe rétablir de lui-même, lorſque par ſa faute, ou par des accidens étrangers, ſa ſanté éprouveroit des dérangemens, paroît au premier coup d'œil ſi belle, ſi digne non-ſeulement de ſa ſageſſe & de ſa puiſſance, mais encore de ſa bonté, qu'il n'eſt point étonnant qu'on ſoit porté à l'adopter dès le moment où elle ſe préſente, & qu'on croye qu'elle n'a pas même beſoin d'examen pour être embraſſée ; c'eſt ſans doute de cette manière, & par ce motif, qu'elle eſt devenue l'opinion commune de preſque tous les Médecins. Je ſuis même forcé d'avouer qu'elle a été la mienne, & qu'en l'embraſſant j'ai cru, comme les autres, rendre hommage à la Divinité.

Des réflexions ſur les contradictions, dans leſquelles il m'a ſemblé qu'on n'avoit pu s'empêcher de tomber en l'adoptant, m'ont engagé à examiner ſi elle étoit auſſi ſolide que brillante, ſi elle étoit effectivement auſſi honorable pour la Divinité qu'elle ſemble l'être au premier aſpect, & voici de quelle manière j'ai procédé dans cet examen.

Mes obſervations ont d'abord eu pour objet les moyens que Dieu a mis en nous pour conſerver notre ſanté. J'ai remarqué que plus on connoît la phyſique du corps humain, plus on réfléchit ſur l'ordre de ſes fonctions & de ſes opérations, & ſur les effets qui en résultent ; & plus on eſt convaincu que notre machine a été conſtruite de manière à pouvoir ſe conſerver d'elle-même en bon état. Pour que cet effet ait lieu, l'homme n'a beſoin que de ſuivre l'inſtinct de la nature, & d'obéir aux ordres qu'elle lui intime par les beſoins dont elle lui fait éprouver le ſentiment ; tout paroît tellement tendre à ce but dans ſon organiſation, que plus on la conſidère, plus on ſe ſent entraîné à y reconnoître cette intention du Créateur : il ſeroit déplacé d'entrer ici dans des détails de Phyſiologie pour appuyer cette aſſertion, ſur laquelle il paroît qu'on eſt aſſez d'accord.

Si malgré ce méchaniſme nous éprouvons des maladies, ce n'eſt pas qu'il ſoit défectueux, ou du moins qu'il l'ait été dans son origine. C'est le plus souvent, parce que nous n'avons pas toujours suivi l'instinct de la nature, soit par notre faute, soit par celle de ceux qui nous ont élevés; c'est parce que souvent nos passions déréglées nous ont fait désobéir à ses loix; c'est enfin parce que, Dieu, pour punir les péchés des hommes, ayant bouleversé le globe que nous habitons, l'atmosphère qui nous environne n'a plus les mêmes rapports avec nos organes, & se trouve même souvent corrompu par des miasmes nuisibles, sans compter que, par un effet de cette même cause, les alimens que nous fournissent les végétaux ont perdu de leur force & de leur vertu pour notre conservation. Chacun sait combien, depuis le déluge universel, la vie des hommes a été abrégée.

Il n'y a que le dépérissement insensible de nos organes, suite nécessaire de leur usage, qui semble former une difficulté solide contre cette explication; les alimens auxquels nous avons recours par l'instinct de la nature, pour y remédier, ne l'ayant jamais fait qu'imparfaitement, même avant le déluge. Mais l'hiſtoire du genre humain en donne la ſolution ; elle nous apprend qu'outre les alimens ordinaires, Dieu avoit créé un arbre, dont le fruit nous auroit empêché de vieillir & de mourir, & que nous n'en avons été privés que par une ſuite de l'arrêt qui a condamné l'homme à la mort en punition de ſon péché. Ce fait, appuyé ſur une autorité infiniment reſpectable, n'offre d'ailleurs rien de plus difficile à croire qu'une infinité d'autres dont nous ſommes pleinement convaincus, parce que nous les avons continuellement ſous les yeux : tels ſont la génération des animaux, leur accroiſſement, leur réparation journalière par les alimens, quoiqu'imparfaite, la végétation des plantes, &c. &c.

Au reſte, on donnera à cette difficulté telle ſolution que l'on voudra, pourvu que l'on convienne que la mort étant la punition du péché, *ſtipendium peccati mors*, l'homme ne feroit pas mort s'il fût demeuré innocent. C'eſt un dogme certain dans la

Religion chrétienne, auquel nul homme ſenſé ne doit rougir de rendre hommage, & qui prouve invinciblement ma thèſe.

S'il ſe trouve aujourd'hui des défauts, des imperfections dans notre organiſation, dans le méchaniſme deſtiné à la conſervation de notre ſanté, ils ne lui ſont donc pas naturels ; ils ſont donc l'effet d'une cauſe accidentelle, &, malgré ces défauts, elle eſt encore aſſez parfaite pour qu'on ne puiſſe méconnoître ſon ancienne inſtitution : c'eſt une excellente montre dérangée par l'effet d'une chûte.

De l'examen de la manière dont notre machine a été arrangée pour ſe conſerver en bon état, ayant paſſé à celui de la manière dont elle eſt diſpoſée pour ſe rétablir lorſqu'elle eſt dérangée, & l'un ayant ſervi de point de comparaiſon pour l'autre : je n'ai pu m'empêcher d'obſerver qu'il s'en falloit bien que Dieu eût mis en elle, pour la guériſon des maladies, le même ordre, la même diſpoſition que pour la conſervation de la ſanté. J'ai remarqué, à la vérité, que c'étoit le même méchanisme qui, dans la santé, opéroit les coctions, les secrétions, les excrétions dont dépend sa conservation, & qui, dans les maladies, opéroit celles dont dépend leur guérison; mais je n'ai pu ne pas voir aussi que ce méchanisme opéroit ces effets d'une manière bien différente dans l'un & l'autre cas. S'agit-il de la conservation de la santé? il fait *de lui-même* ce qui convient pour cette fin, sans avoir besoin que l'Art le dirige? S'agit-il de guérison? s'il n'est dirigé par l'Art, non-seulement il ne fait pas toujours ce qu'il faudroit qu'il fît, mais il fait souvent tout le contraire. C'est un fait prouvé par l'expérience, & avéré par les aveux formels des plus grands défenseurs du pouvoir de la nature, & par leur manière de traiter les maladies.

Je n'ai pu remarquer une aussi grande différence dans la manière dont ce méchanisme opère dans ces deux cas, sans cesser de le regarder comme également destiné à ces deux fins. Comment penser qu'un méchanisme, qui remplit si mal la destination qu'on lui attribue, ait été formé pour cette fin par un Ouvrier infiniment sage & tout-puissant? cela répugne.

Il est aisé de sentir que le moyen employé pour expliquer les imperfections actuelles du méchanisme destiné à la conservation de notre santé, ne peut pas également servir à expliquer celles du prétendu méchanisme destiné à la guérison de nos maladies : la différence est extrême. On ne peut s'empêcher de reconnoître, dans l'état primitif de l'homme, un méchanisme destiné à la conservation de sa santé ; ce point ne peut souffrir de difficulté, & on est forcé, par cela même, de rejetter de cet état celui qui auroit eu pour but la guérison de ses maladies. Ce méchanisme auroit été inutile ; l'homme alors ne devant point avoir de maladies par l'effet du méchanisme destiné à la conservation de sa santé. On ne peut donc dire du méchanisme destiné à la guérison des maladies, comme de celui destiné à la conservation de la santé, qu'il s'est s'eſt détérioré par une ſuite de la chûte de l'homme ; ainſi ſes défauts forcent à le rejetter tout-à-fait, puiſqu'on ne peut l'admettre d'aucune manière ſans faire injure à la ſageſſe & à la puiſſance du Créateur.

Tout ce qu'on peut objecter contre cette explication, qui n'eſt point une hypothèſe, étant fondée ſur une hiſtoire très-authentique & très-certaine, c'eſt que les médicamens étant du premier ordre de la nature, du premier plan de la création, puiſque Dieu les a créés dès le commencement tels qu'ils ſont aujourd'hui, les maladies doivent en être auſſi, les remèdes ſuppoſant néceſſairement les maladies.

La réponſe eſt facile ; il eſt vrai que les médicamens ſont, comme tout le reſte, l'ouvrage du Créateur : mais il n'eſt point vrai qu'ils aient été créés comme médicamens, aucun corps n'ayant cette qualité par lui-même & d'une manière abſolue, & ne l'acquérant que par le juſte emploi qu'on en fait dans les circonſtances convenables. Dieu n'a donc point créé de médicamens, proprement dit, puiſqu'il n'y en a pas ; il a créé des animaux, des végétaux, des minéraux, auxquels il a donné certaines qualités, par le moyen deſquelles étant employés à propos, ils peuvent devenir médicamens ; mais il ne ſuit pas de là que les maladies ſoient de ſon premier plan dans la formation de l'homme : comme de ce que ces mêmes corps employés mal-à-propos peuvent, par les mêmes qualités, donner la mort, on n'en peut pas conclure que la mort ſoit de ce premier ordre. La raiſon & la religion rejettent cette conſéquence.

A cette objection contre l'explication de ma thèſe, on ne manquera pas ſans doute d'en joindre une contre ma thèſe même, & c'eſt de l'expérience qu'on la tirera.

Nous voulons bien, me dira-t-on, qu'on n'admette pas dans le corps de l'homme un méchaniſme deſtiné à la guériſon de toutes ſes maladies. Mille faits prouvent le contraire : mais mille faits prouvent auſſi que Dieu y en a du moins mis un pour la guériſon d'un grand nombre d'entr'elles. Combien, en effet, de guérisons qui s'opèrent sans remèdes, & même malgré des remèdes contraires ! Peut-on les attribuer à une autre cause qu'à un méchanisme destiné à cet effet ? Ce n'est pas, au reste, par impuissance ni par défaut de sagesse que Dieu en a agi ainsi : cette conduite est au contraire très-digne de sa sagesse & de sa bonté, y ayant lieu de penser qu'il a voulu par-là engager l'homme à conserver sa santé avec plus de soin, à ne point se livrer à des passions qui la détruisent ; & cet être bienfaisant ayant d'ailleurs pourvu aux autres maladies, en donnant à l'homme l'art de la Médecine & la connoissance des remèdes. C'est à ces justes bornes qu'il faut réduire le pouvoir de la nature pour la guérison des maladies ; & c'est en ce sens qu'il faut entendre les éloges qu'en ont fait tant de grands hommes, qui n'étoient pas capables de tomber dans des contradictions aussi grossières que celles qu'on seroit en droit de leur reprocher, si l'on prenoit leurs discours dans un sens plus étendu.

Je réponds, 1°. qu'il seroit fort difficile de concevoir pourquoi Dieu, en construisant notre machine, l'auroit formée de manière qu'elle se suffît à elle-même pour se guérir de certaines maladies, & que pour la guérison des autres elle eût besoin de la direction de l'Art. La raison que l'on donne de cette distinction, au lieu de l'établir, seroit plutôt propre à la détruire, l'impuissance entière de notre machine, pour se rétablir elle-même lorsqu'elle est dérangée, étant un moyen bien plus sûr de nous engager à nous bien conduire, qu'un pouvoir borné.

2°. Si cette distinction avoit lieu, l'expérience nous auroit appris à discerner les maladies que la nature peut guérir toute seule de celles où elle a besoin des secours de l'Art : ce qui n'est pas. Il y a de grandes maladies qu'elle guérit toute seule, & il y en a de petites où elle ne se suffit pas à elle-même : on voit d'ailleurs tous les jours des malades mourir ſaute de ſecours, des mêmes maladies dont d'autres guériſſent ſans être plus ſecourus. Ce n'eſt donc pas, à proprement parler, entre maladies & maladies que cette différence a lieu, c'eſt plutôt entre les différens cas des mêmes maladies ; c'eſt par l'effet des degrés différens de dérangement, ſoit dans les fluides, ſoit dans les ſolides & de la différente diſpoſition des corps ou de l'atmoſphère, que certains malades guériſſent des mêmes maladies dont d'autres meurent, quoique également abandonnés aux ſeuls ſecours de la nature. La différence du régime dont ils font uſage, ſoit par inſtinct, ſoit par préjugé, ſoit par caprice, peut encore contribuer à la différence du ſort qu'ils éprouvent.

Si donc on ne peut s'empêcher de convenir qu'aſſez ſouvent la nature abandonnée à elle-même fait préciſément ce qu'il faut pour la guériſon de certaines maladies ; comme il s'en faut infiniment que cela arrive toujours dans les mêmes maladies, lorſque ce bonheur a lieu, ce n'eſt point par l'effet d'un méchaniſme établi en nous tout exprès, & pour me ſervir des termes de l'école, *primario & per-ſe* pour cette fin, mais c'eſt en quelque ſorte par accident, & par un effet ſecondaire du méchaniſme mis en nous pour la conſervation de notre ſanté, lequel, dans d'autres circonſtances, conduit à la mort au lieu de procurer la guériſon; car pour peu qu'on y faſſe attention, on ſe perſuadera aiſément que cet effet ſecondaire n'eſt pas moins propre à produire les maladies & la mort que la vie & ſanté. Tout dépend du dégré auquel eſt miſe en action la ſenſibilité de nos organes, qui eſt le grand reſſort du méchaniſme de notre machine.

Toute la conſéquence qu'il faut tirer de ces faits, c'eſt que quoiqu'il n'y ait aucun cas où l'inſpection du Médecin ne ſoit néceſſaire, il s'en trouve où il n'eſt pas obligé d'agir ni d'ordonner des remèdes; & où, au contraire, il doit ſe contenter d'être ſimple ſpectateur de l'opération de la nature, & ce ſont bien plus les circonſtances des maladies qui doivent régler ſur cela ſa conduite, que leur eſpèce.

Un Médecin eſt préciſément, à l'égard de la nature dans les maladies, ce qu'eſt un cocher à l'égard des chevaux qui traînent un carroſſe. Suivent-ils la route qu'ils doivent tenir, marchent-ils d'un pas convenable ? il les laiſſe aller ; ſe détournent-ils de la route ? il les y ramène ; vont-ils trop vîte ? il modère leur pas ; marchent-ils trop lentement ? il les excite ; mais lors même qu'ils vont bien, il les inſpecte toujours.

Cette comparaiſon nous préſente dans tous les points ce que fait la nature, & ce que fait le Médecin pour la guériſon des maladies ; ce n'eſt point le Médecin qui guérit, c'eſt la nature ; comme ce n'eſt point le cocher qui traîne le carroſſe, ce ſont les chevaux ; mais la nature a ſouvent beſoin d'être dirigée, & toujours d'être inſpectée par le Médecin, comme les chevaux ont beſoin de l'être par le cocher.

Il eſt donc évident qu'il n'y a point, à proprement parler, dans l'homme, de méchaniſme deſtiné *primario & per ſe* à la guériſon des maladies; & que ſi la nature guérit, ce que j'ai reconnu dès le commencement de cet écrit, c'eſt, comme je viens de le dire, par un effet accidentel du méchaniſme deſtiné à la conſervation de la ſanté.

Ce principe a des conſéquences très-importantes pour les Médecins & pour les malades.

La plus importante de toutes, c'eſt que ce n'eſt pas la nature qui doit diriger le Médecin dans le traitement des maladies. Il eſt même étonnant qu'on ait penſé différemment: car, ou la nature fait préciſément ce qui convient pour la guériſon des maladies, & alors le Médecin n'ayant rien à faire, n'a beſoin d'aucune direction; ou elle ne fait pas ce qui convient, ou fait même ce qui ne convient pas, & alors le Médecin ne pourroit qu'errer en ſuivant un ſi mauvais guide.

Il y a pourtant un ſens dans lequel on peut dire que la nature eſt le premier maître des Médecins : c'eſt d'elle en effet qu'ils tiennent les premières leçons de l'Art de guérir. Ceux qui s'en ſont occupés les premiers en hommes intelligens, connoiſſant très-peu la ſtructure du corps humain, & bien moins encore la manière dont il exerce ſes fonctions, n'ont pu d'eux-mêmes ſe former aucune idée, ni de la nature, ni de la cauſe de ſes dérangemens, ni par conſéquent des moyens d'y remédier. Mais voyant que parmi ceux qui étoient attaqués des mêmes maladies, il y en avoit qui guériſſoient & d'autres qui ſuccomboient, pour parvenir à connoître les raiſons de cette différence, & les moyens d'empêcher qu'elle n'eût lieu, ils ont dû examiner avec la plus grande attention ce qui ſe paſſoit dans les uns & dans les autres pendant tout le cours de leurs maladies. En ſuivant ce plan, ils ont dû bientôt tirer des conſéquences de leurs obſervations; ayant, par exemple, obſervé que dans des maladies graves beaucoup de ceux qui avoient eu des hémorrhagies un peu copieuſes, ou des dévoiemens conſidérables, ou des ſueurs, avoient été guéris, au lieu que ceux chez qui ils n'avoient remarqué aucune de ces évacuations, étoient morts; ils ont dû attribuer les guériſons ou à ces hémorrhagies, ou à ces dévoiemens, ou à ces ſueurs, & préſumer qu'en en procurant de ſemblables à ceux à qui les circonſtances leur donneroient lieu de craindre que la nature n'en procurât pas, ils en tireroient les mêmes avantages; & la guériſon d'un plus grand nombre de malades, à la ſuite de cette pratique, leur ayant appris qu'ils avoient bien conjecturé, ils ont dû regarder la nature comme leur premier maître, puiſque c'étoit en l'imitant qu'ils avoient procuré des guériſons comme elle.

En ce ſens, aucun Médecin ne peut encore aujourd'hui lui refuſer cette qualité; mais il faut convenir auſſi qu'on ne peut guères la lui accorder que comme nous l'accordons à ceux qui nous ont appris les premiers élémens de la lecture. Ce que la nature nous a appris sur l'Art de guérir est sans doute beaucoup, comme c'est beaucoup de connoître les lettres de l'alphabet & de les savoir assembler, parce que l'un est la clef de la science médicale, comme l'autre est la clef de toutes les sciences. Mais comme celui qui n'auroit eu d'autres maîtres pour les sciences que celui qui lui a appris à lire, ne seroit pas fort savant, de même un Médecin qui ne connoîtroit de l'Art de guérir que ce qu'il en auroit appris de la nature, ne seroit pas fort habile dans cet Art : c'est le traitement des maladies, c'est l'expérience, c'est le raisonnement fondé sur l'expérience, joints aux connoissances que fournissent l'Anatomie, la Physiologie, l'ouverture des cadavres, l'Histoire naturelle, qui sont les grands maîtres des Médecins, & non pas la nature, qui, faisant pour le moins aussi souvent mal que bien, ne peut donner que des leçons imparfaites, & qu'on doit toujours ſoumettre aux lumières de l'Art.

Voilà le ſeul ſens dans lequel il ſoit vrai que la nature eſt le premier maître des Médecins; & il ſuffit de l'avoir compris pour ſentir qu'elle eſt incapable de les diriger : s'il arrive quelquefois qu'elle faſſe *d'elle-même* ce qui convient, cela eſt trop rare pour qu'on puiſſe ſe livrer à ſa conduite.

Eſt-ce donc au Médecin à diriger la nature ?

Il doit toujours l'inſpecter pour la laiſſer faire ſi elle fait bien, ou la redreſſer ſi elle agit mal.

Il eſt vrai que le Médecin ſachant que les guériſons s'opèrent par des coctions & des criſes, qui ſont l'ouvrage de la nature, ne doit avoir d'autre but dans cette inſpection & cette direction que de régler tellement l'action de cet agent, qu'il opère toujours ces coctions & ces criſes de la manière convenable pour procurer la guériſon, & que par conſéquent il n'eſt pas le maître du choix des inſtrumens directs & immédiats des guériſons : que c'eſt la nature qui les fournit, ou plutôt qu'elle eſt elle-même cet inſtrument immédiat & néceſſaire. Mais il eſt vrai auſſi que pour que cet inſtrument opère bien, il a ſouvent beſoin d'être dirigé & conduit par le Médecin, & que la prudence demande qu'il en ſoit toujours inſpecté.

C'eſt ſur la certitude de cette conſéquence & du principe dont elle dérive immédiatement, qu'eſt fondé le beſoin que l'homme a des ſecours de la Médecine dans ſes maladies. Si Dieu avoit mis en nous un méchaniſme convenable pour nous guérir, comme il y en a mis un pour conſerver notre ſanté ; ſi la nature devoit toujours être notre guide dans le premier cas comme dans le ſecond : nous n'aurions pas plus beſoin des ſecours de l'Art dans l'un que dans l'autre.

Il n'eſt donc pas vrai que la nature ſoit le plus grand des Médecins ; qu'ils doivent mettre leur gloire à écouter ſes leçons, à ſuivre ſes conſeils ; que leur honneur conſiſte à lui obéir en tout comme des eſclaves humbles & ſoumis. Il faut abandonner ces belles phraſes, & renoncer à un langage ſi ſouvent en contradiction avec la conduite que l'on tient envers les malades, & même avec celui qu'on eſt forcé d'employer dans une infinité de circonſtances & de casparticuliers : ou, ſi l'on eſt réellement attaché, non-ſeulement à ce langage, mais encore au ſens qu'il préſente, il faut convenir que la Médecine eſt un Art fort inutile, ou plutôt un exercice continuel de tromperie & de charlatanerie, & montrer de l'honnêteté & de la bonne foi en y renonçant totalement.

Si au fond on penſe comme moi, & je crois que ma manière de penſer ſur cet objet eſt celle de preſque tous les Médecins, pourquoi conſerver un langage ſi peu conforme à ce que l'on penſe ? Si des Médecins craignent peu le danger qui peut réſulter pour eux & pour leurs malades d'un langage preſque toujours en contradiction avec leur manière de traiter les maladies, danger qui mérite cependant une grande considération, qu'ils soient du moins touchés du mal qu'il peut faire à bien d'honnêtes gens, qui, révoltés de cette contradiction qu'ils n'approfondissent pas, méprisent à leur grand détriment & la Médecine & les Médecins.

Je ne puis finir sans faire une remarque; c'est que pour prouver l'existence de Dieu, sa sagesse, sa puissance, on emploie tous les jours l'excellence du méchanisme, par lequel notre corps exécute les fonctions dont dépend la conservation de sa santé. A-t-on jamais employé dans la même vue celui qu'on prétend y avoir été mis pour la guérison des maladies? On a trop senti la différence qu'il y a entre l'un & l'autre.

En montrant ce que font la nature & l'art pour la guérison des maladies, je crois avoir présenté la véritable idée de la Médecine. Ce n'est point une affaire de systême & d'imagination, c'est un exercice de raison & de bon sens où l'on doit toujours avoir pour guide l'expérience. Les maladies, quoiqu'en apparence variées à l'infini par la variété infinie des combinaisons de leurs symptômes & de leurs accidens, se réduisent au fond à un petit nombre; elles ne présentent qu'un fort petit nombre d'indications, & il faut très-peu de remèdes pour y satisfaire. Mais il faut savoir saisir ces indications, choisir ces remèdes, les combiner, les appliquer; & ce discernement, porté à un certain degré de perfection, est fort rare, parce qu'un certain degré de raison & de bon sens est fort peu commun. Rien le prouve-t-il mieux que la manière dont le plus souvent on fait choix de son Médecin?

FIN.

www.ingramcontent.com/pod-product-compliance
Ingram Content Group UK Ltd.
Pitfield, Milton Keynes, MK11 3LW, UK
UKHW022144170726
13837UKWH00004B/1764